U0301060

健康中国2030·健康教育系列丛书

糖尿病防治

主　编　薛　君　石丹华

科学出版社

北　京

图书在版编目（CIP）数据

糖尿病防治 / 薛君，石丹华主编. —北京：科学出版社，2017.4

（健康中国2030·健康教育系列丛书）

ISBN 978-7-03-052506-2

Ⅰ. ①糖…　Ⅱ. ①薛…　②石…　Ⅲ. ①糖尿病-防治　Ⅳ. ①R587.1

中国版本图书馆CIP数据核字（2017）第073487号

责任编辑：张天佐　李国红 / 责任校对：李　影
责任印制：赵　博 / 封面设计：范　唯

科学出版社 出版
北京东黄城根北街16号
邮政编码：100717
http://www.sciencep.com
安泰印刷厂 印刷
科学出版社发行　各地新华书店经销
*
2017年4月第　一　版　开本：787×960　1/32
2017年4月第一次印刷　印张：1 3/4
字数：14 000

定价：15.00元

（如有印装质量问题，我社负责调换）

健康中国 2030 · 健康教育系列丛书” 编写委员会

总序

中共中央、国务院印发的《“健康中国2030”规划纲要》指出：“健康是促进人的全面发展的必然要求，是经济社会发展的基础条件。实现国民健康长寿，是国家富强、民族振兴的重要标志，也是全国各族人民的共同愿望。”

推进健康中国建设，是全面建成小康社会、基本实现社会主义现代化的重要基础，是全面提升中华民族健康素质、实现人民健康与经济社会协调发展的国家战略，是积极参与全球健康治理、履行2030年可持续发展议程国际承诺的重大举措。未来15年，是推进健康中国建设的重要战略机遇期。

为推进健康中国建设，提高人民健康水平，根据党的十八届五中全会战略部署，我们组织相关专家和医生，本着为大众健康服务的宗旨，编写了本套丛书，主要内容是针对常见病、多发病和大众关心的健康问题。本丛书以医学理论为基础，关注临床、关注患者需求、关注群众身心健康，通过简洁凝练、图文并茂、通俗易懂、简单实用的例子，指导群众如何预防疾病、患者何时就医，如何指导患者进行家庭康复和护理等，将健康的生活方式直接明了地展现在读者面前。

由于编写工作时间紧、任务重，书中难免有不足之处，敬请各位专家和读者提出宝贵意见和建议，以便今后加以改进和完善。

编委会

2017.1

前　言

糖尿病是由于胰岛素的缺乏或相对不足，以及胰岛素的敏感性下降（胰岛素抵抗）引起的一种以血葡萄糖（简称血糖）水平增高为特征、由遗传与环境因素长期共同作用而导致的一种慢性、全身性的代谢性疾病；患者常有糖、蛋白质、脂肪代谢异常，继发水、电解质、酸碱代谢的紊乱，是一种代谢紊乱综合征；典型的临床表现为“三多一少”，目前大多数2型糖尿病患者无此典型症状，容易被忽视。糖尿病控制不佳可导致急、慢性并发症的发生，可导致残疾或危及生命。

目　录

一、糖尿病危险因素

糖尿病的危险因素见表1。

表1　糖尿病危险因素

不可改变因素	可改变因素
年龄	糖耐量异常或合并空腹血糖受损（极高危）
家族史或遗传倾向	代谢综合征或合并空腹血糖受损（高危人群）
种族	超重肥胖与体力活动减少
妊娠糖尿病史或巨大儿生产史	饮食因素与抑郁
多囊卵巢综合征	可增加糖尿病发生风险的药物
宫内发育迟缓或早产	导致肥胖或糖尿病的社会环境

二、糖尿病的诊断与分型

（一）糖尿病诊断标准

目前采用的标准是WHO（1999年）糖尿病诊断、糖代谢状态分类和糖尿病分型体系，具体见表2、表3。

表2　糖代谢状态分类（WHO 1999）

糖代谢分类	静脉血浆葡萄糖（mmol/L）	
	空腹血糖	糖负荷后2h血糖
正常血糖	＜6.1	＜7.8
空腹血糖受损（IFC）	6.1～＜7.0	＜7.8
糖耐量减低（IGT）	＜7.0	7.8～＜11.1
糖尿病	≥7.0	≥11.1

注：IFG和ICT统称为糖调节受损，也称糖尿病前期

表 3　糖尿病的诊断标准

诊断标准	静脉血浆葡萄糖水平（mmol/L）
（1）典型糖尿病症状（多饮、多尿、多食、体重下降）加上随机血糖检测	≥ 11.1
或加上	
（2）空腹血糖检测	≥ 7.0
或加上	
（3）葡萄糖负荷后 2h 血糖	≥ 11.1
检测无糖尿病症状者，需改日重复检查	

注：空腹状态指至少 8h 没有进食热量；随机血糖指不考虑上次用餐时间，一天中任意时间的血糖不能用来诊断空腹血糖受损或糖耐量异常

（二）糖尿病分型

根据病因学证据将糖尿病分 4 大类，即 1 型糖尿病、2 型糖尿病、妊娠糖尿病和特殊类型糖尿病。

1. 1 型糖尿病

其显著的病理生理学和病理学特征是胰岛 β 细胞数量显著减少和消失所导致的胰岛素分泌显著下降或缺失，常发生于儿童、青少年，发病急，“三多一少”

症状明显。

2. 2 型糖尿病

其显著的病理生理学特征为胰岛素调控葡萄糖代谢能力的下降（胰岛素抵抗）伴随胰岛β细胞功能缺陷所导致的胰岛素分泌减少（或相对减少）。多发于 40 岁以上的成年人，约占糖尿病患者总数的 90% 以上，起病缓慢，症状不明显。

3. 妊娠糖尿病

妊娠糖尿病是在妊娠期间被诊断的糖尿病或糖调节异常，不包括已经被诊断的糖尿病患者妊娠时的高血糖状态。多发生在怀孕后 24 ～ 28 周。

4. 特殊类型糖尿病

特殊类型糖尿病是病因学相对明确的内分泌疾病、药物或化学物质诱导等引起的高血糖状态。随着对糖尿病发病机制研究的深入，特殊类型糖尿病的种类也逐渐增加。

三、糖尿病临床表现

糖尿病典型的症状为“三多一少”，即多饮、多尿、多食及体重下降。也可以伴随其他非典型症状，如：疲乏无力、伤口愈合不良、久病不愈、眼部不适、视力下降、白内障、外阴瘙痒、阴茎龟头炎、常出现低血糖、下肢麻木、疼痛、皮肤改变等。

如何区别1型和2型糖尿病？

血糖水平不能区分1型还是2型糖尿病。即使是被视为1型糖尿病典型特征的糖尿病酮症酸中毒，有时在2型糖尿病也会出现。在患者起病初期进行分类有时的确很困难。

目前诊断1型糖尿病主要根据临床特征。1型糖尿病具有以下特点：

◆（1）发病年龄通常小于30岁。

◆（2）起病迅速。

◆（3）中度至重度的临床症状。

◆（4）明显体重减轻。

◆（5）体型消瘦。

◆（6）常有酮尿或酮症酸中毒。

◆（7）空腹或餐后的血清 C 肽浓度明显降低或缺如。

◆（8）出现自身免疫标记：如谷氨酸脱羧酶抗体（GADA）、胰岛细胞抗体（ICA）、人胰岛细胞抗原 2 抗体（IA-2A）等。

年轻糖尿病患者的分类尤为困难，因为 1 型、2 型糖尿病在青年人群中发病率相近。尽管在欧洲 2 型糖尿病的发病年龄常在 50 岁以上，然而在太平洋岛屿的居民和其他一些高发种群，如南亚和东南亚人，20 ~ 30 岁年龄组发病的人数逐渐增加，而且目前同样的情形也出现于青少年前期儿童。

如果不确定分类诊断，可先做一个临时性分类，用于指导治疗。然后依据对治疗的初始反应以及追踪观察其临床表现再重新评估、分型。血清C肽和GADA及其他与1型糖尿病相关的自身免疫标记物的检测有助于鉴别诊断，但不作为建立诊断的必要证据。

四、糖尿病的并发症及其危害

糖尿病并发症是糖尿病代谢紊乱所导致的急性或慢性病变，分为急性并发症和慢性并发症。

（一）急性并发症

急性并发症是由于各种原因导致的急性代谢紊乱，包括：

1. 糖尿病酮症酸中毒（临床上最多见）

多数患者血糖明显升高（一般> 16.6 mmol/L），尿酮体阳性，血 pH ≤ 7.2，相应的临床表现为：食欲减退，恶心，呕吐，乏力，头痛，头晕，口渴，多饮、多尿加重，轻、中度脱水，呼吸深快，呼吸有烂苹果味，少数有意识障碍，严重者可昏迷。

2. 高血糖高渗透压综合征

血糖极高（一般＞ 33.3 mmol/L），尿糖强阳性，尿酮体阴性或弱阳性，意识障碍及重度脱水表现。

3. 糖尿病乳酸酸中毒

血乳酸增高（一般＞ 5 mmol/L），血 pH ≤ 7.35，皮肤潮红，体温低，酸中毒性呼吸，意识障碍。临床上少见。

4. 低血糖

对非糖尿病患者来说，低血糖症的诊断标准为血糖＜ 2.8 mmol/L。而接受药物治疗的糖尿病患者只要血糖水平 ≤ 3.9 mmol/L 就属低血糖范畴。糖尿病患者常伴有自主神经功能障碍，影响机体对低血糖的反馈调节能力，增加了发生严重低血糖的风险。同时，低血糖也可能诱发或加重患者自主神经功能障碍，形成恶性循环。

（二）慢性并发症

慢性并发症与长期高血糖、高血脂、血液高凝高黏、内分泌失调、动脉硬化以及微血管病变等因素相关。包括以下内容。

1. 大血管并发症

大血管并发症包括心血管并发症、脑血管并发症及下肢血管并发症。

◆（1）心血管并发症：是糖尿病患者早亡的主要原因，以冠心病较多见，患病率比非糖尿病患者高 3 倍，且发病时间早，女性糖尿病的心血管病变发生率明显增高，无痛性心肌梗死也多见。

◆（2）脑血管并发症：是糖尿病患者致残或致死的主要原因之一，患病率比非糖尿病者高 3 倍，其中以缺血性脑血管疾病（脑梗死、脑血栓）更多见，约占 85% 以上。

◆（3）下肢血管并发症：糖尿病患

者因下肢血管病变导致肢端坏疽而需要截肢的比非糖尿病者多10倍以上，典型的临床表现为糖尿病足（血管病变、神经病变伴有感染所致）。

2. 微血管病变

主要包括肾脏病变及眼底病变。

◆（1）糖尿病肾病：为糖尿病主要的微血管并发症，是糖尿病主要死亡原因之一。早期为蛋白尿，晚期为肾功能不全，患者可伴有高血压、水肿等表现。糖尿病患者一旦发生肾脏损害，出现持续性蛋白尿，肾功能持续性减退直至终末期肾衰竭（尿毒症）。糖尿病肾病造成的尿毒症在所有尿毒症中占首位，约36.4%。

◆（2）糖尿病眼并发症：在视网膜病变中，轻者为微血管瘤及渗出，晚期为新生血管产生、出血及视网膜剥离而失明。双目失明比非糖尿病者高25倍。此外，糖尿病患者的白内障、青光眼、屈光不正、虹膜睫状体病变的发生率也明显升高。

3. 神经并发症

患病率在 50% 以上。

◆（1）多发性周围神经病变：最常见，通常是对称性，下肢明显，表现为感觉异常，伴麻木、痛觉过敏、肌力减弱，以致肌萎缩和瘫痪。

◆（2）单一脑神经损害也可见到。

◆（3）自主神经损害，可导致胃痉挛，腹泻与便秘交替，出汗异常，血压和心率变化，尿失禁或尿潴留，以及性功能减退等。

4. 继发性感染

◆（1）易并发毛囊炎、疖、痈等皮肤化脓性感染。

◆（2）易患肺结核。

◆（3）真菌（霉菌感染），如真菌性阴道炎，甚至内脏真菌感染。

◆（4）各种细菌感染：上呼吸道感

染、泌尿系感染、胆道感染及肝肾脓肿等。

5. 糖尿病与口腔疾病

糖尿病与口腔疾病存在密切关系。糖尿病患者的唾液量减少、流率减慢，唾液内葡萄糖浓度升高，唾液 pH 下降，使口腔的自洁力下降，口腔内环境改变，易引起各种病原微生物的滋生和繁殖，导致口腔发生多种疾病如舌炎、口腔黏膜炎、龋病等。

另外，糖尿病患者有着特异性的血管病变，血糖升高，血小板黏附、聚集增强，抗凝血因子减少，红细胞脆性增加，造成牙龈等口腔组织缺血、缺氧，血管内皮损伤，容易受到细菌及其产物如内毒素的侵袭。同时糖尿病患者伤口愈合障碍，导致口腔病变迁延难愈。

急性感染若不及时治疗可能危及生命。另一方面，牙周炎等口腔慢性炎症对糖尿病的代谢控制有负面影响，于是便产生了口腔糖尿病学的概念。

6. 抑郁症

糖尿病患者抑郁症的患病率显著高于非糖尿病人群，糖尿病和抑郁症之间可能存在双向的因果关系。

我国江苏省数家医院糖尿病患者门诊问卷调查显示，糖尿病患者抑郁症患病率达 50%，其中有 4% 左右是需要治疗的抑郁症。伴有抑郁症的糖尿病患者血糖不易得到满意控制，微血管和大血管并发症发生的风险可能高于普通糖尿病患者。

有证据表明，抑郁、焦虑等负性情绪可加重糖尿病的病情，抗抑郁治疗可改善糖尿病抑郁症患者的抑郁状态。但某些抗抑郁药可能对血糖控制和体重造成影响。ADA 在 2012 年版的《中国糖尿病防治指南》中强调心理健康是糖尿病管理的一部分，心理状态的评估应始终贯穿糖尿病治疗。IDF 在同年的《糖尿病临床指南》中针对糖尿病患者心理干预提出，当患者有以下表现时应将其转诊至具备糖尿病知识的精神科医师就诊：抑郁症、焦虑症、人格障碍、药物成瘾、认知功能障碍等。

改善糖尿病患者的代谢异常和抑郁症状，帮助患者及早摆脱不良心理，恢复自信，有助于提高患者的生活质量。

五、糖尿病治疗

对糖尿病要强调早期诊断、规范化长期综合治疗和治疗措施个体化。治疗目标是控制高血糖，纠正代谢紊乱，防止或延缓并发症的发生和发展，提高生活质量。

糖尿病的综合治疗包括：饮食控制是基础、合理运动是手段、病情监测是保障、药物治疗是武器、心理疏导不可少、积极预防并发症、教育管理是核心。

（一）饮食控制

科学饮食能帮助患者减轻胰岛细胞负担，纠正代谢紊乱，控制体重在合理范围和帮助血糖达标。需要做到：制订每日摄入总热量、定时定量进餐，低盐低脂，少食多餐。

（二）合理运动

持之以恒的运动能帮助纠正高血糖，增加胰岛素敏感性，减轻体重，改善血脂水平，改善心血管功能，增强适应性和劳动能力。具体运动项目因人而异，运动强度适中，运动频率循序渐进。降糖药物治疗时避免空腹运动，可在进食后1～2小时进行。坚持有氧运动，如步行、做操、慢跑等。

（三）病情监测

全方位的病情监测能做到：及时判断病情，了解糖尿病控制情况及并发症的进展程度，有助于医生制订和调整治疗方案。

调节饮食、运动、降糖药物剂量之间的平衡。其中，自我血糖监测是患者日常管理病情的重要手段，调整血糖达标的重要措施，也是减少低血糖风险的重要手段。

（四）药物治疗

正确选择降糖药物能帮助患者有效控制血糖，减轻胰岛素抵抗，保护心、脑、肾等重要器官，延缓并发症的发生发展，提高生活质量。目前降糖药物分为以下几类：

1. 口服降糖药

根据药物作用方式分为：

◆（1）促泌剂：能刺激胰岛β细胞分泌胰岛素，降低血糖。包括：磺脲类（格列本脲、格列齐特等）和格列奈类（瑞格列奈、那格列奈）及 DDP-4 抑制剂（西格列汀、沙格列汀）。

◆（2）非促泌剂：双胍类（二甲双胍）和α-糖苷酶抑制剂（阿卡波糖、伏格列波糖和米格列醇）及赛唑烷二酮类（吡格列酮、罗格列酮）。

2. 胰岛素

胰岛素适应证：用于1型糖尿病、糖尿病合并妊娠或妊娠糖尿病和部分2型糖尿病。胰岛素可分为动物胰岛素、人胰岛素和胰岛素类似物。

根据作用特点的差异，胰岛素又可分为超短效胰岛素类似物、常规（短效）胰岛素、中效胰岛素、长效胰岛素（包括长效胰岛素类似物）和预混胰岛素（包括预混胰岛素类似物）。

3. GLP-1受体激动剂

通过激动GLP-1受体而发挥降低血糖的作用。GLP-1受体激动剂以葡萄糖浓度依赖的方式增强胰岛素分泌、抑制胰高血糖素分泌，并能延缓胃排空，通过中枢性的食欲抑制来减少进食量。艾塞那肽和利拉鲁肽均需皮下注射。

GLP-1受体激动剂可有效降低血糖，并有显著降低体重和改善甘油三酯、血压和体重的作用。单独使用 GLP-1 受体激动剂不明显增加低血糖发生的风险。

（五）心理疏导

调整糖尿病患者的心理状态，避免患者感到生活受限，病情变化时产生沮丧、悲观甚至情绪抑郁。愉快的心情有助于患者走出心理误区，利于病情控制，积极、乐观面对生活。

（六）预防并发症

提高糖尿病教育，改变生活方式，对糖尿病危险人群进行预防。糖尿病发生后，通过早期血糖达标，控制代谢紊乱，防止并发症及脏器损害，改善生活质量，降低致残率及死亡率。

六、糖尿病防治中的三级预防

一级预防的目标是预防2型糖尿病的发生。

二级预防的目标是在已诊断的2型糖尿病患者中预防糖尿病并发症的发生。

三级预防的目标是延缓已发生的糖尿病并发症的进展、降低致残率和病死率，并改善患者的生存质量。

（一）2型糖尿病防治中一级预防的策略

1. 高危人群的糖尿病筛查

2型糖尿病的一级预防应按照高危人群和普通人群的不同进行分级管理。由于我国人口众多，在全人群中通过血糖检测筛查糖尿病前期患者或系统性地发现其他高危人群不具有可行性，所以高危人群的发现主要依靠机会性筛查（如在健康体检中或在进行其他疾病的诊疗时）。

糖尿病筛查有助于早期发现糖尿病，提高糖尿病及其并发症的防治水平。因此，在条件允许时，可针对高危人群进行糖尿病筛查。

成年人中糖尿病高危人群的定义：在成年人（＞18岁）中，具有下列任何一个及以上的糖尿病危险因素者：

◆（1）年龄≥40岁。

◆（2）有糖调节受损史。

◆（3）超重（BMI≥25kg/m^2）或肥胖（BMI≥28kg/m^2）和（或）中心型肥胖（男性腰围≥90cm，女性腰围≥85cm）。

◆（4）静坐生活方式。

◆（5）一级亲属中有2型糖尿病家族史。

◆（6）有巨大儿（出生体重≥4kg）生产史或妊娠糖尿病史的妇女。

◆（7）高血压[收缩压≥140mmHg

和（或）舒张压≥90mmHg（1mmHg=0.133Pa）]，或正在接受降压治疗。

◆（8）血脂异常[高密度脂蛋白胆固醇（HDL-C）≤0.91mmol/L（≤35mg/dl）、甘油三酯≥2.22mmol/L（≥200mg/dl）]，或正在接受调脂治疗。

◆（9）动脉粥样硬化性心脑血管疾病患者。

◆（10）有一过性类固醇糖尿病病史者。

◆（11）多囊卵巢综合征（PCOS）患者。

◆（12）长期接受抗精神病药物和（或）抗抑郁药物治疗的患者。

在上述各项中，糖调节异常是最重要的2型糖尿病高危人群，每年有1.5%～10.0%的糖耐量减低患者进展为2型糖尿病。

2. 普通人群的糖尿病筛查

对于普通人群，为了提高糖尿病筛

查的有效性，应根据糖尿病风险程度进行有针对性的糖尿病筛查。

3. 强化生活方式干预预防

2 型糖尿病多项随机对照研究显示，糖耐量减低人群接受适当的生活方式干预可延迟或预防 2 型糖尿病的发生。生活方式干预的相关研究推荐患者增加蔬菜摄入量、减少酒精和单糖的摄入量，鼓励超重或肥胖患者（BMI ＞ 25kg/m^2）减轻体重，增加日常活动量，每天进行至少 20 分钟的中等强度活动；糖尿病前期患者应通过饮食控制和运动以降低糖尿病的发生风险，并定期随访，给予社会心理支持，以确保患者的良好的生活方式能够长期坚持（定期检查血糖）；同时密切关注其他心血管疾病危险因素（如吸烟、高血压、血脂紊乱等），并给予适当的干预措施。具体目标是：使超重或肥胖者 BMI 达到或接近 24kg/m^2，或体重至少减少 5% ~ 10%，每日饮食总热量至少减少 400 ~ 500kcal（1kcal=4.184kJ）；饱和脂肪酸摄入占总脂肪酸摄入的 30% 以下；中等强度体力活动，至少保持在 150min/ 周。

4. 药物干预预防

2 型糖尿病在糖尿病前期人群中进行的药物干预试验显示，口服降糖药二甲双胍、α- 糖苷酶抑制剂、噻唑烷二酮类（TZDs）、二甲双胍与 TZDs 联合以及减肥药奥利司他、中药（天芪胶囊）等药物治疗可降低糖尿病前期人群发生糖尿病的风险。

此外，血管紧张素转换酶抑制剂（ACEI）和血管紧张素Ⅱ受体拮抗剂（ARB）类降压药在有效控制血压的同时，亦已被证实可显著降低新发糖尿病的风险。然而，由于目前尚无充分的证据表明药物干预具有长期疗效和卫生经济学益处，故各国制定的临床指南尚未广泛推荐药物干预作为预防糖尿病的主要手段。鉴于目前我国的经济发展水平尚为初级阶段且存在显著的地区不平衡，加之与预防糖尿病相关的卫生保健体制尚不健全。因此，暂不推荐使用药物干预的手段预防糖尿病。

（二）2 型糖尿病防治中二级预防的策略

1. 血糖控制

研究结果支持在早期 2 型糖尿病患者中进行血糖的强化控制可以降低糖尿病大血管和微血管病变的发生风险。

2. 血压控制、血脂控制和阿司匹林的使用

UKPDS 研究显示，在新诊断的糖尿病患者中，采用强化的血压控制不但可以显著降低糖尿病大血管病变的发生风险，还可显著降低微血管病变的发生风险。高血压优化治疗试验（HOT）及其他抗高血压治疗临床试验的糖尿病亚组分析

也显示，强化的血压控制可以降低无明显血管并发症的糖尿病患者发生心血管病变的风险。

英国心脏保护研究糖尿病亚组分析（HPS-DM）、阿托伐他汀糖尿病协作研究（CARDS）等大型临床研究显示，采用他汀类药物降低低密度脂蛋白胆固醇（LDL-C）的策略可以降低无明显血管并发的糖尿病患者发生的心血管病变。在糖尿病患者中采用阿司匹林进行心血管疾病一级预防的临床试验结果不尽相同，故阿司匹林在糖尿病患者心血管疾病一级预防中是否具有保护作用目前仍有争论。

尽管如此，对多个临床试验进行的系统性综述仍显示，在具有心血管疾病危险因素的 2 型糖尿病患者中，阿司匹林对心血管具有一定的保护作用。《中国糖尿病防治指南》建议，在没有明显糖尿病血管并发症但具有心血管疾病危险因素的 2 型糖尿病患者中，采取降糖、降压、调脂（主要是降低 LDL-C）和应用阿司匹林治疗，以预防心血管疾病和糖尿病微血管病变的发生。

（三）2 型糖尿病防治中三级预防的策略

《中国糖尿病防治指南》建议，在年龄较大、糖尿病病程较长和已经发生过心血管疾病的患者中，要充分平衡强化血糖控制的利弊，在血糖控制目标的选择上采用个体化的策略，并制订以患者为中心的糖尿病管理模式。血压控制、血脂控制和阿司匹林的使用已有充分的临床研究证据表明，在已经发生过心血管疾病的 2 型糖尿病患者中，无论是采用单独的降压、调脂或阿司匹林治疗，还是上述手段的联合治疗，均能够有效控制 2 型糖尿病。

《中国糖尿病防治指南》建议，对

于年龄较大、糖尿病病程较长和已经发生过心血管疾病的2型糖尿病患者，应在个体化血糖控制的基础上，采取降压、调脂（主要是降低LDL-C）和应用阿司匹林的措施，以降低心血管疾病反复发生和死亡的风险，并且降低糖尿病微血管病变的发生风险。

七、糖尿病的教育和管理

糖尿病患者发生微血管病变和大血管病变的风险显著高于非糖尿病患者，减少糖尿病患者发生大血管和微血管病变的风险不但依赖于高血糖的控制，还依赖于其他心血管疾病危险因素的控制和不良生活方式的改善。糖尿病的控制除药物治疗外，还需要对血糖和其他心血管危险因素进行监测，以了解控制是否达标，并根据控制目标调整治疗。

此外，由于糖尿病是一种终身性疾病，患者的行为和自我管理能力也是糖尿病控制是否成功的关键，因此，糖尿病的控制不是传统意义上的治疗而是系统的管理。

（一）基本原则

限于目前医学水平，糖尿病仍是一

种终身性疾病，因此应给予糖尿病患者终身的密切医疗关注。

糖尿病治疗的近期目标是通过控制高血糖和相关代谢紊乱来消除糖尿病症状和防止出现急性代谢并发症。

糖尿病治疗的远期目标是通过良好的代谢控制达到预防慢性并发症、提高患者生活质量和延长寿命的目的。为了达到这一目标应建立较完善的糖尿病教育和管理体系。

（二）教育和管理的目标和形式

每位糖尿病患者一旦诊断即应接受糖尿病教育，教育的目标是使患者充分认识糖尿病并掌握糖尿病的自我管理能力。糖尿病教育可以是大课堂式、小组式或个体化，内容包括饮食、运动、血糖监测和自我管理能力的指导，小组式或个体化形式的针对性更强，更易于个体化。

这样的教育和指导应该是长期和随

时随地进行的，特别是当血糖控制较差需调整治疗方案或因出现并发症需进行胰岛素治疗时，具体的教育和指导是必不可少的。教育应尽可能地标准化和结构化，为患者提供优质和连续的教育。任何为患者提供的教育项目最好应获得认证并定期进行项目的评估和审计。

（三）教育管理的落实

每个糖尿病管理单位应有一名受过专门培训的糖尿病教育护士，设专职糖尿病教育者的岗位，以保证教育的质量。最好的糖尿病管理模式是团队式管理，糖尿病管理团队的主要成员应包括：执业医师 [普通医师和（或）专科医师]、糖尿病教员（教育护士）、营养师、运动康复师、患者及其家属。

必要时还可增加眼科、心血管、肾病、血管外科、产科、足病和心理学医师。逐步建立定期随访和评估系统，以确保所有患者都能进行咨询并得到及时的正确指导，这种系统也可以为基层医护人员提供糖尿病管理的支持和服务。

（四）糖尿病教育的内容

糖尿病的自然进程，糖尿病的临床表现，糖尿病的危害及如何防治急慢性并发症，个体化的治疗目标，个体化的生活方式干预措施和饮食计划，规律运动和运动处方，饮食、运动、口服药、胰岛素治疗及规范的胰岛素注射技术、自我血糖监测（SMBG）和尿糖监测（当血糖监测无法实施时），血糖测定结果的意义和应采取的干预措施，SMBG、尿糖监测和胰岛素注射等具体操作技巧，口腔护理、足部护理、皮肤护理的具体技巧，特殊情况应对措施（如疾病、低血糖、应激和手术）糖尿病妇女受孕必须做到有计划，并全程监护糖尿病患者的社会心理适应。

（五）血糖监测

1. HbAlc

HbAlc是评价长期血糖控制的“金指标”，也是指导临床调整治疗方案的重要依据。

标准检测方法下的HbAlc正常值为4%～6%，在治疗之初建议每3个月检测1次，一旦达到治疗目标可每6个月检查一次。

对于患有贫血和血红蛋白异常疾病的患者，HbAlc的检测结果是不可靠的。可用血糖、糖化血清白蛋白或糖化血清蛋白来评价血糖的控制。HbAlc测定所采用的方法应可以溯源到DCCT中曾使用过的HbAlc检测方法。

2. 自我血糖监测（SMBG）

◆（1）SMBG指糖尿病患者在家中开展的血糖检测，用于了解血糖的控制水平和波动情况。这是调整血糖达标的重要措施，也是减少低血糖风险的重要手段。SMBG只有真正成为糖尿病管理方案的一部分时才会发挥作用。采用便携式血糖仪进行毛细血管血糖检测是最常用的方法，但如果条件所限不能检测血糖，尿糖的检测包括尿糖定量检测也是有帮助的。

◆（2）SMBG的指导和质量控制：开始SMBG前应由医师或护士对糖尿病患者进行监测技术和监测方法的指导，包括如何测血糖、何时监测、监测频率和如何记录监测结果。医师或糖尿病管理小组每年应检查1～2次患者SMBG技术和校准血糖仪，尤其是SMBG结果与HbAlc或临床情况不符时。

需要强调的是，血糖监测应该是糖尿病教育和管理方案的一部分，医务人员在建议糖尿病患者开展SMBG的同时也应教育患者血糖监测的目的、意义并辅导患者正确解读血糖监测的结果和应采取的相应措施。

SMBG 适用于所有糖尿病患者。但对于某些特殊患者更要注意加强血糖监测，如妊娠期接受胰岛素治疗的患者，血糖控制标准更严，为了使血糖达标，同时减少低血糖的发生，这些患者进行 SMBG 更重要，应该增加监测频率。而对于那些没有使用胰岛素治疗的患者采用定期结构化的血糖监测，监测次数可相对较少。

◆（3）SMBG 时间点

1）餐前血糖监测：适用于注射基础、餐时或预混胰岛素的患者。当血糖水平很高时应首先关注空腹血糖水平。在其他降糖治疗有低血糖风险时（用胰岛素促泌剂治疗且血糖控制良好者）也应测定餐前血糖。

2）餐后血糖监测：适用于注射餐时胰岛素的患者和采用饮食控制和运动控

制血糖者。在其空腹血糖和餐前血糖已获良好控制但HbAlc仍不能达标者可通过检测餐后血糖来指导针对餐后高血糖的治疗。

3）睡前血糖监测：适用于注射胰岛素的患者，特别是晚餐前注射胰岛素的患者。

4）夜间血糖监测：用于了解有无夜间低血糖，特别在出现了不可解释的空腹高血糖时应监测夜间血糖。出现低血糖症状或怀疑低血糖时应及时监测血糖。

5）剧烈运动前后宜监测血糖。

◆（4）SMBG方案取决于病情、治疗的目标和治疗方案

1）因血糖控制非常差或病情危重而住院治疗者应每天监测4 ～ 7次血糖或根据治疗需要监测血糖，直到血糖得到控制。

2）采用生活方式干预控制糖尿病的患者，可根据需要有目的地通过血糖监

测了解饮食控制和运动对血糖的影响来调整饮食和运动。

3）使用口服降糖药者可每周监测2～4次空腹或餐后血糖，或在就诊前一周内连续监测3天，每天监测7点血糖（早餐前后、午餐前后、晚餐前后和睡前）。

4）使用胰岛素治疗者可根据胰岛素治疗方案进行相应的血糖监测。

5）使用基础胰岛素的患者应监测空腹血糖，根据空腹血糖调整睡前胰岛素的剂量。

6）使用预混胰岛素者应监测空腹和晚餐前血糖，根据空腹血糖调整晚餐前胰岛素剂量，根据晚餐前血糖调整早餐前胰岛素剂量。

7）使用餐时胰岛素者应监测餐后血糖或下一餐前血糖，并根据餐后血糖和下一餐前血糖调整上一餐前的胰岛素剂量。

3. 尿糖的自我监测

虽然 SMBG 是最理想的血糖监测手段，但有时受条件所限无法测血糖时，也可以采用尿糖测定来进行自我监测。尿糖的控制目标是任何时间尿糖均为阴性，但是尿糖监测对发现低血糖没有帮助。特殊情况下，如肾糖阈增高（如老年人）或降低（妊娠）时，尿糖监测对治疗的指导作用不大。

八、胰岛素注射装置和注射技术

患者可根据个人需要和经济状况选择胰岛素注射装置[胰岛素注射笔（胰岛素笔或特充装置）、胰岛素注射器或胰岛素泵]。胰岛素注射装置的合理选择和正确的胰岛素注射技术是保证胰岛素治疗效果的重要环节。接受胰岛素治疗的患者应接受与胰岛素注射相关的教育以掌握正确的胰岛素注射技术。

胰岛素注射技术相关的教育内容包括：胰岛素治疗方案、注射装置的选择及管理、注射部位的选择、护理及自我检查、正确的注射技术（包括注射部位的轮换、注射角度及捏皮的合理运用）、注射相关并发症及其预防、选择长度合适的针头、针头使用后的安全处置。

附录　糖尿病初诊和随诊简要方案

（一）初诊

为确定个体化的治疗目标，初诊时要详细询问糖尿病及其并发症的临床症状、了解糖尿病的家族史。对已经诊断的糖尿病患者，回顾以往的治疗方案和血糖控制情况，并进行以下体格检查和化验检查。

1. 体格检查

身高、体重、计算 BMI、腰围、血压和足背动脉搏动。

2. 化验检查

空腹血糖、餐后血糖、HbAlc、TC、TG、LDL-C、HDL-C、尿常规、肝功能、肾功能。1 型糖尿病、血脂异常和年龄＞50 岁的妇女测定血清 TSH。

3. 特殊检查

眼底检查、心电图和神经病变相关检查。若条件允许，应检测尿白蛋白和尿肌酐。

4. 制订最初需要达到的目标及应该采取的措施

综合患者的年龄、心血管疾病史等情况，确定个体化的血糖控制的最初目标。帮助患者制订饮食和运动的方案，肥胖者确定减轻体重的目标。建议患者戒烟、限酒。

根据患者的具体病情给予处方合理的降糖药物并指导药物的使用。教育患者进行自我血糖监测如血糖测定的时间和频度，并做好记录。告诉患者下次随诊的时间及注意事项。

（二）随诊

查看患者血糖记录手册，分析化验

结果如空腹和餐后血糖、HbAlc。讨论饮食及运动方案的实施情况，询问药物的使用剂量、方法及副作用。确定下一步要达到的目标和下一步治疗方案。对于血糖控制平稳并达标的患者建议每年测定 2 次 HbAlc；对于治疗方案改变或血糖控制没能达标的患者，建议每季度测定 1 次 HbAlc。对于高血压的患者每次随访都要测定血压，根据血压水平调整治疗方案，同时要注意降压药的副作用。